GUÉRISON DES MALADIES

PARTICULIÈRES

AUX FEMMES

TYPOGRAPHIE ET LITHOGRAPHIE APPERT ET VAVASSEUR

PASSAGE DU CAIRE, 54.

GUÉRISON DES MALADIES

PARTICULIÈRES

AUX FEMMES

CONSEILS

AUX MÈRES QUI VEULENT NOURRIR,

CE DEVOIR LEUR EST RENDU FACILE

PAR

le Docteur ACHILLE HOFFMANN

De la Faculté de Médecine de Paris.

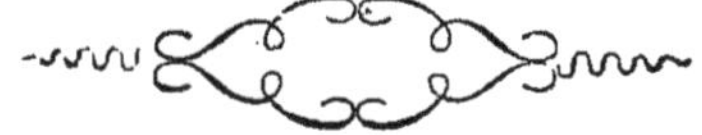

A PARIS,

CHEZ :
{ L'Auteur, Éditeur, rue de la Paix, 3;
{ Baillère, Libraire, rue Hautefeuille, 19.

1858

UN MOT

L'HOMŒOPATHIE

Quoique, depuis vingt-quatre années, un nombre considérable de lecteurs ait puisé dans mes diverses écrits sur l'*Homœopathie* des renseignements suffisants pour avoir une idée de cette science, je crois utile d'entrer ici dans quelques détails sur les principes fondamentaux de notre art, car il y a encore des personnes qui n'ont point eu l'occasion de prendre connaissance des progrès immenses qu'*Hahnemann*, notre illustre maître, a fait faire à la Médecine.

Le fondateur de l'Homœopathie est le premier médecin qui ait mis en pratique cette loi naturelle : *les semblables sont guéris par les semblables*, c'est-à-dire que, pour guérir une maladie, il faut administrer une substance qui produirait des symptômes du même genre chez une personne bien portante qui en ferait usage. Plusieurs savants, avant lui, avaient entrevu cette vérité, mais ils avaient échoué quand ils avaient voulu en faire l'application au traitement des maladies. La cause de l'insuccès résidait uniquement dans les doses qui étaient beaucoup trop fortes. Sous leur influence, le mal s'aggravait à tel point que la mort était souvent le résultat de ces essais mal dirigés, auxquels enfin on avait renoncé. Hahnemann, convaincu de la vérité de la loi homœopathique, sortit des modes de préparation usités, changea entièrement les doses des médicaments et les diminua sans relâche jusqu'à les amener peu à peu à ce degré infinitésimal où

seulement ils cessent de nuire et deviennent capables de développer
une grande puissance curative. Qu'on s'abstienne donc enfin de ridi-
culiser les petites choses employées par les homœopathes, puisque,
sans elles, il n'y a pas de guérison possible, et qu'en y recourant, on
est presque toujours sûr de rendre son malade à la santé. Sans doute,
comparées aux doses données par les médecins ordinaires, celles des
homœopathes semblent ridicules, si l'on admet les autres comme
bonnes et indispensables pour guérir ; mais, il n'en est rien, car trop
souvent elles donnent lieu à de véritables empoisonnements. De
plus, si l'on considère combien sont exigues et même insaisissables
les causes principales de nos maladies, telles que : *virus divers, principes contagieux dans l'air, émotions morales, refroidissements, etc.*,
on verra qu'il n'y a rien de moins étonnant dans l'atôme qui rend
malade, que dans l'atôme qui guérit.

Les homœopathes ne laissent rien au hasard : leur science est
positive ; ils connaissent les propriétés réelles de leurs médicaments
qu'ils ont expérimentés un grand nombre de foi sur l'homme sain.
Le plus souvent, ils peuvent assigner un terme certain pour la guérison ; leurs ressources sont des plus variées, et leurs remèdes, toujours simples, sont autant de spécifiques dont l'action puissante et
invariable vient secourir l'organe malade, et le modifie sans altérer
le reste de l'économie. Si l'homœopathe se trompe, le médicament
ne guérit point ; mais au moins il ne tue pas le malade. Nous laissons
à la nature toutes ses ressources, car jamais nous n'imposons la diète
à ceux qui ont faim, et nous n'épuisons pas les forces vitales par les
évacuations sanguines.

En 1833, nous avions bien de la peine à porter la conviction dans
l'esprit de nos lecteurs : on voulait des faits et l'on avait raison.
Maintenant que vingt-cinq années de succès, souvent chez des malades regardés comme incurables par des sommités de la science, et
de plus le *Choléra*, ont mis en évidence l'efficacité de nos moyens,
(puisque nous avons prouvé que cette redoutable affection cède facilement aux atômes homœopathiques), nous n'avons plus besoin de
nous appesantir sur des raisonnements probants, d'autant moins que
le nombre des incrédules diminue chaque jour. En effet, l'homœopathie s'est tellement répandue dans toutes les classes de la société,
qu'on ne peut, dans un salon, parler de la nouvelle médecine sans
rencontrer plusieurs personnes qui en ont elles-mêmes éprouvé les
bienfaits, ou dont parents ou amis lui doivent leur salut. Enfin, les
cures sont devenues si nombreuses, qu'un allopathe de bon sens

et qui se respecte, ne peut plus les mettre en doute sans risquer de se déconsidérer aux yeux de ses auditeurs. Depuis que l'homœopathie a fait invasion dans Paris, les rôles ont bien changé ! à cette époque, nous, les sentinelles avancées d'*Hahnemann*, nous recevions les premiers chocs des allopathes (1), qui nous traitaient de fous et de rêveurs : ils ne voulaient employer, pour nous détruire, que l'arme du ridicule, et nous accordaient à peine quelque mois d'existence... Maintenant que la vérité s'est fait jour, malgré tant d'efforts désespérés, quelle durée accorderions-nous encore à la *vieille médecine*, si les journaux, ouvrant avec impartialité leur colonnes aux homœopathes, leur donnaient la facilité de mettre en évidence la supériorité de leurs moyens curatifs sur ceux des médecins ordinaires, et si l'autorité nous concédait de vaste hôpitaux, où tous les malades du peuple se précipiteraient avec joie, comme à nos dispensaires, en abandonnant au plus tôt, pour voler dans les nôtres, ceux où ils ne se rendent qu'avec répugnance et en tremblant.

Pendant l'Exposition d'Angleterre, j'ai converti, à peu de frais, un grand nombre d'incrédules : il me suffisait de joindre à l'instruction que je leur donnais, quelques globules homœopathiques, et je leur affirmais qu'en suivant exactement mes avis, ils n'éprouveraient aucune incommodité sur *mer*, quelle que fût d'ailleurs leur disposition naturelle au vomissement. Jamais je n'ai échoué dans ma promesse; ceux qui voudront s'en convaincre, avant de commencer un voyage maritime, me trouveront toujours prêt à les aider de mes conseils. Est-il un moyen plus simple de s'éclairer et d'acquérir une conviction? puisque tout le monde sait que jamais la médecine ordinaire n'a pu prévenir ni dissiper le *mal de mer*.

---

(1) Ce mot, nouveau dans le public, désigne les Médecins de l'ancienne école.

CAUSE

DE L'HOSTILITÉ DES MÉDECINS

CONTRE L'HOMŒOPATHIE.

Sans doute on trouve chez les médecins, en général, une opposition très grande à la médecine homœopathique ; mais, quelle est la cause première et permanente de cette antipathie qui se prolonge, malgré nos succès éclatants depuis 1833 ? C'est l'Académie de médecine, toujours cette Académie, au sein de laquelle figurent les professeurs de l'Ecole. Messieurs les académiciens tournent sans cesse la science d'Hahnemann en ridicule, et s'appliquent à déverser un vernis de charlatanisme sur tous ceux qui l'exercent. Comment des élèves, qui ont foi dans la parole de leurs maîtres, ne garderaient-ils pas, quand ils deviennent docteurs, le souvenir des idées fausses qu'on leur a inculquées, et dans lesquelles ils sont entretenus par les diatribes qui s'échappent du vieux corps savant toutes les fois que l'occasion se présente.

Sans l'Académie de médecine, l'homœopathie serait pratiquée par tous les jeunes médecins naturellement avides de progrès. Sans cette opposition systématique, le corps des médecins militaires n'aurait jamais eu d'éloignement pour la nouvelle médecine ; il l'aurait même expérimentée avec plaisir. Or, si les chirurgiens et les médecins de l'armée avaient pratiqué l'homœopathie, que de milliers de soldats français n'auraient point succombé sur le sol africain, puisque nous guérissons facilement, en 24 ou 36 heures, une dyssenterie grave, et qu'il est reconnu que cette affection, *à elle seule,* a fait plus de victimes que le fer des Arabes et toutes les autres maladies réunies.

L'esprit de corps d'une société savante l'empêche toujours d'employer des moyens qui ne viennent pas d'elle et dont les succès tendraient à affaiblir la réputation dont elle jouit dans l'opinion. C'est ce qui fait que l'Académie de médecine, qui ne connaissait aucun moyen efficace contre le *choléra*, laissa cependant dans un carton, sans vouloir s'en servir, le traitement homœopathique de ce fléau, que lui avait envoyé le savant docteur Desguidy, qui exerçait déjà avec grand succès l'homœopathie à Lyon, pendant la première épidémie de 1832. Quel malheur pour l'humanité qu'une philanthropie plus robuste n'ait point porté cette assemblée à mettre un vain orgueil de côté ! Depuis ce temps, tous les médecins français auraient connu le vrai traitement du choléra ; car, préconisé par l'Académie, les gens de l'art de tous les pays n'auraient nullement hésité à l'employer.

Au lieu de cela, le rôle de l'Académie n'ayant point été ce qu'il aurait dû être, le mal, rebelle aux armes de l'allopathie, continua de décimer la France.

En 1849, nouvelle épidémie : même dédain pour les précieux remèdes indiqués par Hahnemann. Que sort-il du sein de l'Académie ? Rien de plus qu'en 1832.

Le choléra vient encore s'abattre sur la France en 1854, et l'Académie repousse toujours avec la même tenacité nos puissants moyens de guérison. Peut-être enfin, cette fois, opposera-t-elle au mal de nouvelles ressources ? Vain espoir ! toujours même impuissance ! En de si graves circonstances, quels ne doivent pas être les remords de ces imperturbables savants, destinés à veiller sur la santé publique et à faire progresser l'art de guérir, quand ils s'avouent à eux-mêmes qu'ils ont réuni tous leurs efforts pour maintenir l'obscurantisme médical !

Mais que faisait l'Académie pendant que Paris et nos départements étaient aux prises avec le fléau de l'Asie ? Désespérant sans doute de rencontrer par hasard le remède propre à combattre un tel mal, ses doctes membres perdaient ce temps précieux en vaines discussions sur le redresseur utérin, moyen mécanique proposé pour remédier aux déplacements de la matrice. Il fallut quatre mois pleins pour arriver aux conclusions du rapport fait par le docteur Depaul, savoir : « *Que les divers pessaires ou redresseurs intrà-utérins doivent être proscrits, parce qu'ils sont inutiles, impuissants à produire les effets qu'on en attend, et qu'ils font courir aux malades les dangers les plus sérieux.* » Au bout de cinq minutes d'examen, j'avais porté le même jugement sur ce prétendu moyen curatif ; mais, à la vérité, nous n'étions pas dans les mêmes conditions, quant au désir de rencontrer dans cette tige métallique un moyen efficace, puisque chez ces médecins il fut devenu le premier, le seul qu'ils eussent pour guérir les déplacements de matrice, tandis que j'en possédais déjà un grand nombre.

Grâce au ciel, Messieurs de l'Académie, si vos longs débats, au sujet du redresseur utérin, n'ont rien produit d'utile pour la science, du moins, ils ont été d'un grand intérêt pour le public, puisque, pendant votre interminable discussion, cette triste vérité est constamment sortie de votre bouche : « *Nous ne possédons aucun moyen curatif de la chute ou du déplacement de la matrice.* »

Pour vous venir en aide à ce sujet, et pour combler l'immense lacune que vous nous avez signalée, je vais vous indiquer une source très instructive où vous trouverez tout ce qui vous est inconnu : ouvrez la matière médicale homœopathique, et, en une heure de travail, vous ferez connaissance avec un grand nombre de nos médicaments qui guérissent, avec certitude, cette maladie si commune de nos jours, et contre laquelle, de votre aveu même, votre art ne peut rien.

Pour faciliter votre travail, je vais vous en indiquer quelques-uns.

Lisez les propriétés de la *noix vomique,* de la *belladone,* de la *sépia,* du *carbonate de chaux,* du *mercure soluble,* de l'*or,* du *lachesis,* de la *grande ciguë,* du *soufre,* etc., préparés homœopathiquement, vous verrez que toutes ces substances développent des symptômes semblables à ceux qui vous arrêtent, et que, par conséquent, suivant la loi homœopathique, vraie de toute éternité, elles doivent guérir, et guérissent, en effet, les symptômes morbides contre lesquels des moyens purement mécaniques, comme le redresseur utérin, doivent nécessairement échouer. Je ne regretterai pas le temps que je vous ai consacré, Messieurs de l'Académie, si la lumière que je vous offre vous conduit enfin au progrès.

DU CHOIX D'UN MÉDECIN.

Il n'est point de profession qui exige chez celui qui l'exerce, une réunion plus complète de qualités, de connaissances et de vertus. En effet, pour mériter cette haute confiance dont l'investit le père de famille qui le choisit pour sauver sa femme et ses enfants, un médecin doit d'abord être *savant ;* il faut qu'il possède toutes les ressources de son art, et qu'il soit dévoré de cette soif ardente d'acquérir sans cesse de nouvelles lumières.

La science ne suffit point pour faire un grand praticien ; il faut qu'elle soit dirigée par cette qualité si rare qui est née chez un petit nombre d'élus, à laquelle le travail ne peut rien, et que j'appelerai le *tact*, l'*instinct médical*. Celui qui est doué du génie de la médecine, lit plus, en cinq minutes, dans l'état grave et compliqué d'un malade, que ne le ferait, en plusieurs heures d'un examen attentif, un autre que n'éclairerait point le feu sacré. Le premier, d'un seul coup d'œil, a reconnu la maladie ; le second, malgré tout son zèle, donne un faux diagnostique... Malheur à son client !

A l'homme de l'Art heureusement pourvu de qualités innées et acquises, il faut joindre, pour le rendre complet, une *conscience à toute épreuve*, et *une moralité intacte*.

Tel est le portrait du médecin accompli, du seul sur lequel on se repose en toute sécurité ; et cependant, que de légèreté n'apporte-t-on pas, trop souvent, dans le choix de celui auquel on va remettre sa vie, bien plus encore celle de sa famille entière ! Que de gens se contentent de la plus banale recommandation ! d'autres, habituellement bien portants et pris au dépourvu, font chercher un médecin, le premier venu, par leur domestique, comme ils enverraient prendre une voiture sur la place. Aussi, que de chagrins, que de mécomptes, que d'aventures imprévues et déplorables ne voit-on pas surgir d'une telle irréflexion !

Le meilleur moment pour bien choisir son médecin, c'est quand on est en pleine santé ; alors, on peut prendre d'avance sur lui tous les renseignements nécessaires, car on n'est point poursuivi par l'urgence ; puis, quand on est suffisamment éclairé sur son mérite, et qu'on l'a prévenu du choix qu'on a fait de lui, en cas d'invasion brusque de la maladie, alors, seulement, on peut dormir tranquille, car on a pourvu, pour les siens et pour soi-même à tout ce qu'exigeait la prudence.

DE LA MENSTRUATION,

DE LA GROSSESSE ET DE LA CESSATION DES RÈGLES.

La suppression, le trouble ou l'imperfection de l'évacuation sanguine qui chaque mois s'opère chez la femme, suffit pour déranger tout l'organisme : de cette vérité bien reconnue naît la sollicitude des mères, quand leurs filles sont en âge d'être réglées. Pourquoi tant d'appréhension pour un phénomène naturel qui se manifesterait presque toujours sans accident, si l'art se bornait à seconder un peu la nature ; au lieu de cela, on se lance dans des essais dangereux qui sont aussi impropres à soulager les jeunes filles, qu'à inspirer de la sécurité à leurs parents. Il n'est aucun symptôme d'une mauvaise menstruation, dont l'homœpathie ne triomphe avec facilité, sans affaiblir la constitution plus ou moins débile du sujet qui lui est confié.

Ce qui épuise tant de jeunes filles et leur enlève toute fraîcheur, ce sont les *flueurs blanches*, symptôme rebelle à la médecine ordinaire, et dont la cause varie beaucoup. De mauvaises habitudes donnent quelquefois lieu à cette grave incommodité, mais souvent elle dépend d'un *vice héréditaire, mal guéri, ou répercuté chez les parents; ou bien encore d'un vice ou virus transmis par la nourrice ou par la vaccine.* L'impureté du sang est la source première de ces écoulements contre nature. On verra plus loin que fréquemment, chez les jeunes filles vierges, de 12 à 20 ans, la matrice, déplacée ou abaissée, détermine et entretient seule cette maladie que les médecins de l'ancienne école cherchent vainement à combattre, puisqu'ils ne peuvent rien à la cause. Je traiterai cet intéressant sujet dans un chapitre particulier.

Parvenue à l'âge nubile, la femme, avec notre secours, parcourt également, sans accident et sans danger, les époques de la fécondation, de la grossesse ou gestation, et de l'accouchement. On ne rencontre point chez nos clientes, ces fréquents exemples de stérilité qui désolent tant de jeunes femmes : seuls, nous pouvons arrêter les vomissements des femmes enceintes, et remédier à tous leurs malaises, sans jamais les saigner. Nous parvenons le plus souvent à alléger les douleurs de l'enfantement et à prévenir bien des accidents. Les personnes qui reçoivent nos soins, n'ont rien à redouter de ces *péritonites-puerpérales*, qui sont le désespoir des plus savants accoucheurs et des familles, et quand on nous appelle *au début*, nous pouvons répondre de la guérison. J'ai même eu le bonheur de sauver plusieurs jeunes femmes arrivées déjà à un degré de cette maladie qui ne laissait plus aucun espoir aux assistants ; mais, en pareil cas, si j'ai le courage d'entreprendre, il m'est impossible de rien promettre. Maintenant que les membres les plus notables de l'Académie de médecine n'ont point hésité à déclarer, en pleine assemblée, que « *Dans l'état actuel de l'art, on ne peut formuler aucun traitement applicable à la péritonite-puerpérale,* » il y aurait folie de la part des gens du monde, à ne pas recourir à l'homœopathie, dès l'apparition de cette affreuse maladie.

Enfin, à l'âge où la femme n'est plus apte à procréer, la menstruation s'arrête, et la circulation du sang continue, sans aucune de ces déperditions mensuelles qui avaient persisté pendant trente ou quarante ans. Cette époque de la vie des femmes leur paraît aussi redoutable que l'installation des règles ; sans doute, il y a des cas où l'Art doit venir au secours de la nature souffrante, mais, le plus souvent, ce moment qu'on a, si mal à propos, désigné sous l'épithète effrayante de *Critique*, se passe sans aucune secousse, sans aucun accident. Heureuse la femme qui, au déclin de ses beaux jours, connaîtra l'homœopathie ; en s'y livrant avec confiance, elle s'assurera une vieillesse exempte de souffrances et de sérieuses infirmités.

CHUTE OU DESCENTE DE MATRICE,

ET DIVERS DÉPLACEMENTS DE CET ORGANE.

Il est une affection grave, pouvant se manifester à tous les âges
de la vie et dont se ressentent, à un degré plus ou moins prononcé,
les deux tiers des femmes de la société ; c'est la descente ou chute de
matrice, qui comprend les divers déplacements de cet organe. D'où
vient ce mal rebelle aux secours de l'Art, si souvent méconnu à son
début, et conduisant, plus tard, aux symptômes les plus effrayants ?
Sans doute, les médecins qui ont écrit sur cet important sujet, ont
indiqué plusieurs circonstances pouvant contribuer à son développe-
pement et surtout à son aggravation ; mais *personne encore avant
moi*, n'avait signalé, avec l'autorité de l'expérience acquise, la véritable cause première de cette maladie.

Les praticiens les plus âgés de notre époque, affirment que la descente de matrice est infiniment plus commune maintenant qu'elle
ne l'était dans leur jeune temps. A quoi tient ce triste changement,
et la progression continuelle du mal que constatent tous les médecins ? Voici les causes, généralement admises, de la maladie qui nous
occupe : l'influence de certaines modes, la déplorable habitude de se
serrer avec les corsets, et les efforts déraisonnables que l'on tente
pour se procurer une taille plus fine et plus longue, les quintes de
toux prolongées, pendant lesquelles le diaphragme et les intestins
poussent en bas l'utérus, une faiblesse générale résultant d'une
croissance trop rapide, les grands mouvements d'extension, surtout
en élevant les bras chargés d'un fardeau quelconque, comme pour
placer quelque chose sur des rayons trop élevés, les chutes sur le
siége, tout effort peu mesuré ou involontaire, l'action de frotter à la
brosse, surtout l'imprudence de se lever trop tôt après une couche,

enfin, la mauvaise habitude de rester trop longtemps accroupie, ou de se mettre souvent dans cette position, etc., etc., etc. Il est hors de doute que ces diverses circonstances peuvent être regardées comme des causes occasionnelles ou déterminantes, mais, dans la plupart des cas, il y avait chez ces sujets une prédisposition à cette maladie, qui n'est devenue vraiment gênante qu'à une certaine époque, mais qui avait déjà commencé depuis bien longtemps; c'est ce que l'expérience vient confirmer chaque jour; il fallait donc chercher ailleurs la cause primitive et réelle, et je suis parvenu à la trouver : sur vingt personnes qui me consultent pour un déplacement de l'utérus ou matrice, quinze ou seize sont nées de parents psoriques ou ayant eu la gale, ou bien ont été nourries par des femmes psoriques, ou bien ont elles-mêmes contracté cette maladie contagieuse dans leurs premières années. Celles qui ne se rappellent pas avoir eu la gale elles-mêmes, ou la tenir héréditairement, déclarent au moins que, pendant plusieurs années, elles ont été couvertes de *gourme ou de dartres*, qu'elles ont eu pendant toute leur enfance, *mal aux yeux, au nez ou aux oreilles*, qu'elles ont été longtemps tourmentées *d'engorgements des glandes qui se sont ouvertes ou non*. Presque toutes, avant leurs règles, étaient fatiguées de *flueurs blanches*, et déjà, à cette époque, avaient de la peine *à se tenir debout*. Vainement certains médecins qui admettent volontiers des effets sans cause, combattront ce résultat de mon expérience, les faits sont trop nombreux pour qu'on puisse les nier.

Les parents qui, dans le courant de leur vie, ont contracté la *gale*, sauront donc qu'ils en ont encore le principe, parce que la médecine ordinaire la répercute et ne la guérit point; dans ce cas, comme dans celui où leurs enfants seraient entachés de ce virus communiqué par le lait de la nourrice ou acquis directement, ils ne manqueront pas de surveiller attentivement la santé de leurs filles, pour découvrir si elles sont atteintes de déplacement de matrice. Voici les principaux symptômes de cette affection, qui est très commune chez les vierges de 12 à 20 ans, et qui souvent restait méconnue avant que j'eusse écrit sur ce sujet, parce qu'on pensait généralement que les femmes qui avaient eu des enfants pouvaient seules être atteintes de la maladie qui nous occupe. Quand le déplacement est déjà un peu prononcé, *il gêne la marche, détermine des douleurs de reins et de bas ventre, des besoins fréquents d'uriner, des pesanteurs, des tiraillements, souvent des flueurs blanches, et surtout l'impossibilité de se tenir debout dans l'immobilité.* C'est à ce dernier symptôme princi-

palement qu'il est facile de reconnaître la descente de matrice.
L'homœopathie combat efficacement ce commencement d'une affection qui, plus tard, devient fort grave, surtout si la malade a eu
le malheur de consentir aux cautérisations. J'ai dit que les deux
tiers des femmes souffraient plus ou moins du déplacement de matrice : ce nombre cessera de paraître exagéré, quand on saura que
toute personne marchant passablement pendant le reste du mois,
mais ne pouvant se mouvoir ou rester debout à l'époque des règles,
en est au début de cette affection. Dans ce cas, voici ce qui a lieu :
l'utérus n'est point habituellement assez bas pour gêner, mais, comme
il descend toujours un peu pendant la menstruation, cet abaissement
momentané suffit pour produire l'empêchement que je viens de si-
gnaler, et révèle la maladie.

La fréquence et la gravité des déplacements de l'utérus, avaient,
dès mes débuts dans la carrière, fixé mon attention d'une manière
particulière. J'avais lu avidemment tout ce qui avait été écrit sur cette
matière, et, faute de mieux, pendant que je traitais par l'allopathie, je
me bornais à conseiller les pessaires et les ceintures hypogastriques
qui, sans doute, ne guérissent point, mais qui aident les malades dans
la station et dans la marche. J'eus soin de m'abstenir des autres
moyens préconisés par quelques praticiens, parce que je les regardais
comme pernicieux, et de plus, parce que l'application du *speculum*,
chez des vierges, me semblait une opération pleine d'inconvénients
positifs, et bonne à rejeter. Sans doute, il y a des cas où l'emploi du
speculum est utile et même indispensable, mais on en fait aujour-
d'hui un tel abus, qu'il vaudrait encore mieux pour les femmes que
cet instrument n'eût jamais été inventé.

Plus tard, ayant étudié à fond l'*homœopathie*, je trouvai, dans les
mille ressources qu'elle présente, des remèdes efficaces pour combattre *les chutes de matrice et de vagin*. Je dirai, en passant, que la
chute de l'anus et du rectum cèdent aussi à nos moyens. Je cessai donc
de regarder ces affections comme incurables, et j'eus le bonheur, dès
mes débuts, de rendre à une santé parfaite plusieurs personnes douées,
il est vrai, d'une grande persévérance. En effet, les cures exigeaient
beaucoup de temps. Souvent les malades se lassaient et abandonnaient
un traitement qui, quoique long, avait cependant un avantage immense sur tout ce qu'on avait essayé avant l'homœopathie, puisqu'il
était réellement curatif et ne pouvait nuire en aucun cas.

Persuadé, qu'à force de travail, je parviendrais à guérir plus
promptement, je dirigeai toutes mes études et mes méditations sur

cet écueil de la science. Enfin, depuis plus de quinze ans, ayant pu faire des essais très variés sur les nombreuses clientes qui se sont confiées à mes soins, j'obtiens des guérisons complètes, dans un délai vraiment surprenant, à l'aide d'un ensemble de moyens puissants qui viennent seconder et accélérer de beaucoup le traitement homœopathique ordinaire. Plusieurs jeunes filles qui ne pouvaient plus marcher, depuis peu de temps, il est vrai, ont été guéries en six semaines à deux mois. Le terme moyen est de trois à quatre mois.

D'après les renseignements que je viens de donner sur la véritable cause de la chute de matrice, et sur son déplacement, il est évident que les ulcérations du col de l'utérus, résultant d'un frottement anormal par suite du déplacement de cet organe, ne doivent jamais être cautérisées; elles guérissent seules, quand la descente n'existe plus, et n'exigent nullement les agents cruels de la chirurgie.

Les moyens mécaniques, tels que : *ceintures, pessaires, éponges, sachets,* facilitent la marche et rendent service aux personnes qui ne pourraient se mouvoir sans leur secours, mais, excepté dans les cas d'abaissement très léger et récent, ils sont insuffisants pour amener la guérison, même quand on en prolonge l'usage très long-temps. C'est ce qui fait que, fréquemment, je suis consulté par des malades qui ont vainement dépensé beaucoup d'argent et fait preuve d'une immense patience, pendant six et huit mois, pour se faire introduire, deux fois par jour, des sachets qui n'ont aucune action curative sur les ligaments relâchés.

Un pessaire à air en caoutchouc, qu'on peut se procurer pour 14 francs et se mettre soi-même serait, à mon avis, aussi utile, sans nécessiter de déplacements.

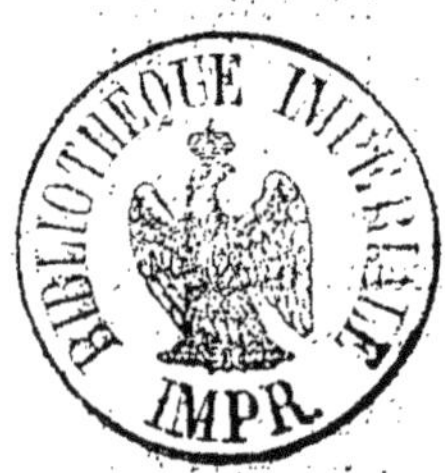

CAUSE

DE LA NÉGLIGENCE DES FEMMES

A SE FAIRE SOIGNER.

Ce qui fait que beaucoup de femmes laissent leur mal s'aggraver, sans réclamer le secours des gens de l'art, c'est qu'elles savent, par ouï-dire ou par expérience, combien les divers traitements usités pour elles sont désagréables, inefficaces, douloureux, et quelquefois même dangereux. De plus, les préliminaires révoltants qui les attendent si elles consultent un médecin, font que souvent elles aiment encore mieux s'en rapporter à de simples sages-femmes, pour se soustraire à des visites ou explorations qui leur paraissent trop difficiles à supporter.

Depuis longtemps, quand il s'agit de chute ou de déplacement de matrice, j'ai supprimé de ma pratique l'emploi du *spéculum*, dont je me passe sans inconvénient, puisque je reconnais parfaitement l'état des organes au moyen du simple toucher. Je dirai même, pour rassurer les parents les plus timorés, que, par suite de l'habitude si complète de reconnaître cette affection, j'ai renoncé à exercer le toucher quand il s'agit d'une jeune fille. Presque toujours je conduis mon traitement à bonne fin, en m'éclairant seulement des renseignements que la malade et sa mère peuvent me fournir.

Les éponges, les sachets, les pessaires de toute espèce, étant les seuls moyens palliatifs (mais non curatifs) que les médecins ordinaires puissent appliquer aux divers déplacements de l'utérus, je crois rendre un grand service aux familles en leur faisant savoir les résultats heureux que j'obtiens chaque jour, sans alarmer leur juste susceptibilité, puisque je suis parvenu à débarrasser les jeunes malades de toute visite pénible et de tout appareil que la prudence doit repousser.

MÉTRORRHAGIE

OU PERTE DE SANG PROVENANT DE LA MATRICE.

Les hémorrhagies, ou pertes de sang contre nature, venant de
l'utérus dans l'état de vacuité, c'est à dire hors le temps de la grossesse, tiennent à des causes différentes, et trouvent dans l'homœopathie des remèdes assurés. Les unes, dites *actives*, semblent être le
résultat d'un excès de vitalité : le cœur se contractant avec trop de
force, pousse le sang avec violence, et le fait s'épancher dans la cavité
de la matrice ; les saignées et les sangsues qui, au moins dans ce cas,
ont une apparence d'indication, deviennent toujours nuisibles, parce
que les mêmes symptômes persistant et se reproduisant, exigent de
telles répétitions de leur emploi, que la composition du sang ne tarde
pas à s'altérer, et que la malade finit par mourir hydropique. Les
hémorrhagies *passives* présentent un sang pâle et trop fluide, et se
trouvent liées à un état de faiblesse générale. Souvent, quand elles
persistent, on les attribue à des tumeurs ou à des polypes développés
dans la cavité de l'utérus : sans doute de tels cas peuvent se rencontrer, mais il n'y faut croire que quand on parvient à les voir positi-
vement ; on ne doit pas s'en tenir à une simple supposition. Il nous
est facile d'arrêter ces diverses hémorrhagies, quelle que soit leur
persistance, sans nuire à la constitution du sujet.

Je ne passerai pas sous silence les pertes de sang qui surviennent
souvent pendant la grossesse, et déterminent des avortements. C'est
alors surtout qu'il faut redouter la saignée. L'homœopathie les arrête
promptement, et sans qu'il soit nécessaire de mettre la malade à la
diète, ni de la condamner à un repos prolongé.

Squirrhe de Matrice, Engorgement des ovaires, Ulcérations, Cancer.

J'ai traité par l'homœopathie plusieurs squirrhes très volumineux : l'un d'eux, qui était devenu douloureux, empêchait la malade de marcher et de se tenir debout sans le secours d'un support pour le ventre. Le traitement a fait disparaître toute douleur et le volume du squirrhe a diminué d'un tiers. Au-delà de cette amélioration, je n'ai plus rien obtenu. Dans tous les autres cas, la tumeur a aussi cessé de croître et a notablement perdu du volume déjà acquis.

Plusieurs engorgements des ovaires ont cédé complétement aux globules d'*Hahnemann*. J'ai rencontré, entre autres, un cas fort grave : il s'agissait d'une personne abandonnée par plusieurs célébrités chirurgicales qui regardaient toute opération comme impraticable ; la tumeur de l'ovaire du côté droit faisait à l'œil une saillie comme la moitié du poing ; elle a entièrement disparu et la malade a recouvré une santé parfaite, qui se maintient depuis 5 ans.

Les ulcérations du col de l'utérus qui ne sont pas déterminées et entretenues par le déplacement ou renversement de cet organe, sont le produit d'un virus qu'il faut détruire par un traitement interne ; les cautérisations et les injections répercussives qui sont toujours nuisibles, deviennent fort dangereuses dans cette circonstance.

L'ulcère rongeant et le cancer tiennent essentiellement à un vice du sang, ce n'est qu'en le combattant par des médicaments spécifiques qu'on peut espérer une guérison, sans cela impossible.

Affections des Seins, Glandes, Cancer.

Il est aussi chez la femme d'autres organes dont les fonctions sont d'une haute importance, puisqu'ils sont chargés de nourrir le produit de la conception, aussitôt qu'il a commencé sa nouvelle vie. Les seins ou glandes mammaires dans lesquels s'opère la sécrétion du lait après l'accouchement, sont exposés, par leur situation, par la délicatesse de leur contexture, et par leurs fonctions mêmes, à un grand nombre de maladies différentes. Toutes celles, sans exception, qui surviennent pendant les premiers temps de l'allaitement, cèdent en peu de jours aux remèdes homœopathiques. Notre science fournit aussi des moyens fort simples, pour faire passer le lait à la fin d'une nourriture, ou pour le tarir dès son apparition, au moment de la fièvre de lait, chez les femmes qui ne nourrissent point. Dans l'un et l'autre cas, il n'y a aucun accident à redouter, car jamais on ne rencontre chez nos clientes ces maladies chroniques si rebelles, qu'on désigne vulgairement sous le nom de *lait répandu*. Vainement certains médecins sans jugement, et qui repoussent l'évidence des faits, vont jusqu'à nier l'existence des maladies laiteuses ; les bons observateurs connaissent parfaitement les nombreuses affections qui s'y rattachent, et la grande difficulté que l'on éprouve à les guérir.

Souvent, à la suite d'un coup, d'une violence extérieure, un point inflammatoire, suivi bientôt d'un abcès, se développe dans l'épaisseur du sein. Si un homœopathe habile est appelé dans les premières heures, il est sûr de prévenir les suites fâcheuses, et si, consulté trop tard, la suppuration existe déjà, il accélère de beaucoup le moment où l'abcès doit s'ouvrir de *lui-même;* puis, il termine en peu de jours la résolution complète de cette glande C'est de cette manière que nous évitons à nos malades les engorgements qui passent à l'état chronique, et deviennent plus tard la cause d'accidents successifs, qui, par suite d'une mauvaise médication, conduisent au cancer.

Que les personnes affectées d'engorgements plus ou moins volumineux et douloureux ne consentent jamais à un traitement par la compression, car rien n'est plus pernicieux ; qu'elles n'oublient pas que leur maladie, trop souvent regardée comme chirurgicale, est au contraire *uniquement* de notre ressort; car, le fer du chirurgien ne détruit pas la cause première qui n'est autre chose qu'un *vice du sang*. Combien ne voit-on pas de malheureuses femmes se soumettre courageusement à de cruelles opérations qu'il faut répéter jusqu'à ce que mort s'en suive, les mêmes accidents se reproduisant sans cesse, parce qu'on s'en prend à des effets, au lieu d'attaquer la cause réelle du mal.

SÉCRÉTION TROP ABONDANTE DE LA PEAU,

ODEUR TRÈS FORTE DE LA SUÉUR,

et de quelques autres excrétions.

Certaines personnes sont gravement incommodées par l'abondance de la transpiration de tout le corps, qui, au lieu d'être à peu près insensible pendant le repos, existe continuellement chez elles à l'état de sueur, sans qu'aucun exercice violent, ou une température trop élevée justifie ce désagrément.

Souvent une seule partie du corps est affectée. Chez quelques-unes les mains sont tellement humides, et même mouillées, qu'elles ne peuvent les poser sur un clavier de piano sans que les touches soient couvertes d'eau ; il leur est impossible de se livrer à aucun travail de femme, parce que l'aiguille ne glisse point et que la sueur tache leur ouvrage. Il en est de même des gants, dont la consommation est effrayante.

Chez beaucoup d'autres, les pieds sont le siége de cette sécrétion exagérée qui, trop souvent, est accompagnée d'une odeur très désagréable.

J'ai eu occasion de traiter plusieurs jeunes filles, avec les apparences de la plus belle santé, dont la transpiration sous les bras incommodait tout un salon quand elles dansaient.

Les personnes atteintes de ces infirmités apprendront avec plaisir que je puis les en débarrasser sans nuire à leur santé.

Je parviens également à faire disparaître, par un traitement interne la fétidité extrême des lochies, du sang menstruel, ou des flueurs blanches, qui se développe en certaines circonstances et résiste aux moyens ordinaires.

UNE FEMME DE LA SOCIÉTÉ

DOIT-ELLE NOURRIR ?

Le nombre des mères qui ne remplissent pas le devoir sacré de l'allaitement, quoique moins considérable qu'autrefois, l'est encore tellement aujourd'hui, que cette question semble mériter d'être traitée, malgré l'étonnement qu'elle soulève chez toutes les femmes qui regardent cette douce et intéressante fonction comme un dédommagement des malaises de la gestation et des douleurs de l'enfantement. Elle est grande en effet la jouissance de cette jeune femme qui, venant de mettre au jour le fruit de ses plus tendres affections, l'objet de tous ses désirs, le réchauffe avec amour contre son sein d'où s'échappe à flot la liqueur bienfaisante que Dieu a destinée à ce petit être qui ne peut rien par lui-même, et intéresse à proportion de sa faiblesse et de ses besoins.

Est-ce bien une mère, cette autre femme au cœur sec, qui se borne à une maternité incomplète et contre nature. Cette demi-maternité qui consiste à mettre au monde un enfant, et à le rejeter, en quelque façon, tout aussitôt loin de soi. En effet, ne semble-t-elle pas, la marâtre, dire à cette pauvre petite créature qui implore les devoirs maternels : c'est déjà trop que tu aies pris naissance dans mes entrailles, une étrangère à gage se chargera de te nourrir et de t'élever ; quant à moi, je te refuse mon lait, je n'ai point envie qu'un de mes plus beaux ornements risque de se flétrir à ton profit ! pour toi, renoncerai-je à mes plaisirs habituels, et deviendrai-je une malheureuse esclave, quand une autre peut me remplacer parfaitement ; d'ailleurs, ma mère ne m'a pas nourrie non plus, et je n'en suis pas morte.....

Quel aveuglement ! vous regarderiez comme un crime horrible de détruire une créature humaine dans le temps même qu'elle s'ébauche et commence à peine à se former, et vous n'hésitez pas à priver un être dans son complet développement, déjà mis au monde, déjà reconnu pour votre enfant, de cette substance de votre sang qui est son aliment natif, celui qui lui est propre et auquel il est déjà accoutumé ! et cependant, tous les jours, un arbre vert et vigoureux, dans le terrain qui l'a vu naître, se flétrit et s'étiole si l'on vient à lui donner un autre sol.

Quoiqu'il en soit de cette vérité, quand un mari reconnaîtra de tels sentiments chez sa femme, il fera bien, quelle que soit son envie, de ne point insister pour la déterminer à nourrir malgré elle son enfant, car dans ce cas, exceptionnel, une nourrice vaut mieux qu'une telle mère.

Ce tableau qui n'est que trop vrai, est heureusement assez rare; à côté de ces femmes au cœur froid qui, volontairement, s'abstiennent de nourrir leurs enfants, combien ne voit-on pas de malheureuses mères qui déplorent l'impossibilité où elles se trouvent de remplir le plus doux des devoirs ! Leurs organes digestifs sont en si mauvais état et si affaiblis, qu'elles mangent à peine assez pour se soutenir. Leur sang appauvri par des maladies antérieures à leur couche, par les fatigues de la grossesse, et enfin par l'accouchement même, fournirait seulement pendant peu de jours quelque cuillerées d'un lait pauvre et sans propriétés vitales. Celles-là, quoiqu'il leur en coûte, font très bien de ne pas nourrir.

Pour qu'une femme entreprenne d'allaiter son enfant, il n'est point indispensable qu'elle soit pleine de vigueur et de santé; pourvu qu'elle se porte passablement, et qu'elle puisse s'alimenter d'une manière convenable, elle se trouvera beaucoup mieux de remplir son devoir, en prenant les précautions dictées par la prudence, que de s'exposer, en s'en abstenant, à avoir un enfant chaque année, ce qui ne tarde pas à épuiser un corps naturellement faible.

Beaucoup de femmes nourriraient volontiers, si elles espéraient pouvoir s'en acquitter sans trop souffrir; mais elles ont des parentes et des amies qui ont enduré des douleurs inouïes pendant qu'elles allaitaient leurs enfants. Elles reculent donc devant cette noble fonction, d'abord, parce qu'on les en détourne, et ensuite parce qu'elles redoutent les souffrances dont on leur a fait l'effrayant tableau. Toutes ces timides mères qui ne s'arrêtent que devant la douleur, car leur cœur est bon, je me charge de les ramener à leur devoir, puisque je leur donne la certitude qu'elles ne souffriront nullement en allaitant, pourvu qu'elles suivent très exactement mes conseils Avant tout, je dois les mettre en état de commander, sans hésiter, à leur garde les soins qu'elles doivent en recevoir, sans jamais se laisser guider par elles. A peu d'exceptions près, ce sont toujours les gardes qui empêchent les femmes qui veulent nourrir de remplir leur tâche avec succès. Jusqu'ici, j'ai parlé des femmes libres, à leur choix, de nourrir ou de ne point nourrir, passons maintenant à celles dont les maris s'opposent obstinément à ce qu'elles se montrent tout à fait mères.

Aussitôt qu'un mari saura que sa femme, en nourrissant, sera bien moins exposée à devenir enceinte de nouveau, il sera porté à prendre cet avantage en considération, et surtout à se tenir en garde contre certains avis opposés qui pourraient n'être point désintéressés. A part ces conseils, dont sa perspicacité lui fera comprendre le but, voyons ce qui peut de lui-même l'engager à s'opposer à ce que sa femme nourrisse : 1° la crainte d'une trop grande fatigue qui épuiserait la jeune mère, et nuirait à sa beauté ; 2° des privations de diverses natures qu'il faudrait nécessairement s'imposer ; 3° l'insomnie, la fatigue et l'ennui, qui sont les conséquences des vagissements et des pleurs des enfants nouveau-nés.

J'affirme qu'une femme qui nourrit avec prudence, fût-elle même d'une faible constitution, se fatigue beaucoup moins en remplissant cette fonction qu'en mettant au monde, chaque année, un nouvel enfant. Souvent la santé se fortifie pendant l'allaitement, et on évite de cette manière, des maladies fort graves causées par le lait chez celles qui ne nourrissent point. Quant aux privations et aux petits ennuis que le nouveau-né donnera peut-être à son père, en supposant qu'il ne puisse les éviter en se mettant dans une chambre éloignée, l'accueil tout particulier et les caresses charmantes de son enfant, ne tarderont pas à le dédommager largement des quelques tribulations susmentionnées.

Passons maintenant à des considérations de la plus haute importance, auxquelles on ne s'arrête nullement, sans doute faute d'y penser. On admet généralement que les ressemblances du corps et de l'esprit dépendent autant des caractères et des propriétés du lait, que de la nature et des qualités du premier germe. Ce fait a été constaté non-seulement dans l'espèce humaine, mais même chez les animaux. Comment donc un homme éminemment noble et distingué, ayant eu le bonheur de rencontrer une compagne aussi heureusement née que lui, risquerait-il de pervertir la nature d'élite de son enfant, de corrompre son corps et son esprit en lui faisant prendre la nourriture dégénérée d'un lait étranger et bâtard ; et combien le mal n'est-il pas plus grand encore, si la nourrice est de race servile, si même elle est méchante, hideuse, libertine, ivrognesse, car on en est le plus souvent réduit à prendre au hasard, indistinctement, tout ce qui se trouve avoir du lait. Comment souffririons-nous, quand nous pourrions faire autrement, que notre enfant fût infecté d'un sang impur et contagieux, que son corps et son esprit à la fois, tirassent la vie qui doit les animer d'un corps et d'un esprit corrompus? Presque toutes les femmes que l'on prend pour nourrices sont entachées du vice de la gale, lequel compliqué d'un ou deux autres virus dégénère le plus souvent en scrofules. Le sang ainsi vicié détermine chez les nourrissons *les engorgements des glandes, le carreau, les ophtalmies de la plus mauvaise nature, le croup, les angines couenneuses, et, plus tard, la phthisie pulmonaire, le ramollissement des os et les déviations qui en sont la conséquence inévitable.*

De plus, en écartant de soi ses enfants, en les donnant à nourrir à d'autres, on altère beaucoup ce lien, ce ciment de l'âme et du cœur qui forment l'union naturelle et indissoluble des enfants et des pères et mères.

Je dirai, en finissant, que les parents qui ont rempli leur devoir suivant le vœu de la nature, ont un grand motif de consolation s'ils viennent à perdre un enfant chéri, c'est, dans leur conscience, de n'avoir rien à se reprocher. Il est loin d'en être ainsi pour ceux qui ont méconnu les lois naturelles; à chaque enfant qui leur est enlevé par la maladie, ils regrettent amèrement de n'avoir pas eu le courage de sacrifier de vains plaisirs au bonheur de leur progéniture, et le dernier qui leur est ravi, leur prouve, mais trop tard, que le grand nombre d'enfants que l'on a, est loin d'être une garantie de les conserver, quand ils ont couru toutes les chances graves d'un lait étranger.

CONSEILS

POUR RENDRE L'ALLAITEMENT FACILE.

Toutes les fois qu'une fonction, essentiellement dans la nature, s'exécute mal et avec douleur, un médecin attentif doit penser qu'il y a quelque faute grave de commise, car on ne peut admettre que le créateur ait fait un ouvrage imparfait. Or, s'il est naturel qu'une mère nourrisse son enfant, comment n'avise-t-on pas à faire enfin disparaître les souffrances qui semblent inévitablement liées à cette fonction?

Quand un de nos animaux domestiques, une chienne ou une chatte, par exemple, a mis bas, que se passe-t-il? Aussitôt que les petits ont été un peu nettoyés par la mère, chacun d'eux se hâte de chercher une des mamelles dont il s'empare pour satisfaire un besoin de nutrition qui se fait déjà sentir. Pendant ce temps, examinez l'expression de la mère : elle ne paraît nullement souffrir, tout en elle exprime le bonheur et la satisfaction qu'elle éprouve. Par quelle raison, dans l'espèce humaine, en est-il autrement? La marche vicieuse que l'on suit est la seule cause de ce triste résultat. La femme ne souffrira pas plus que les animaux dont je viens de parler si, une heure après être délivrée et avoir réparé ses forces en prenant un bon bouillon, elle donne le sein à son enfant et continue alternativement, environ de deux en deux heures, suivant la quantité que l'enfant tire chaque fois; plus tard, quand le lait est pris en plus grande quantité, il suffit de donner à téter de trois en trois heures. En suivant cette marche, les seins, se débarrassant à mesure du lait qui leur arrive, ne se laisseront point engorger, et la nouvelle accouchée ignorera les souffrances de la fièvre de lait.

Comment les choses se passent-elles ordinairement chez la femme qui veut nourrir et se laisse guider par sa garde, à l'expérience de laquelle elle croit devoir se fier? Ce n'est qu'à la fin du second jour ou même du troisième, quand déjà le sein, énormément distendu. devient très douloureux et cause une véritable fièvre, que la garde indique le moment comme convenable pour commencer l'allaitement. Jusque-là elle détourne l'accouchée de donner le sein qui, dit-elle, *ne contient rien de bon avant que la fièvre de lait, par son travail, ait fait monter ce nouveau produit.* A cette époque, il y a déjà trois fautes graves de commises : 1° privation pour l'enfant du colostrum ou premier petit lait, qui favorise l'expulsion du méconium, et qu'on a le tort de remplacer par des moyens qui sont loin de le valoir. 2° Comme le nouveau-né n'a pu rester trois jours sans rien prendre, on lui a fait boire du lait coupé ce qui lui a permis de se passer du sein qu'il saisira, par ce motif, avec moins d'empressement et qu'il repoussera quelquefois même définitivement, si la distension efface le mamelon et le rend trop difficile à saisir. J'ai vu plusieurs enfants, ainsi mal commencés, qu'on n'a jamais pu décider à téter leur mère. 3° La nouvelle accouchée est dans un état de souffrance réelle, la fièvre s'est emparée d'elle, tout son corps est brûlant, les bras sont écartés par le volume considérable des seins devenus durs, très sensibles et présentant l'aspect d'une boule ronde sans mamelon.

Pour qu'un enfant puisse bien exercer la succion, le mamelon doit occuper le fond de sa bouche, et ses lèvres presser le sein lui-même dans une petite partie de son étendue. Rien de cela ne peut avoir lieu quand le sein présente une masse dure comme la pierre. Il suit de là que l'enfant irrité serre avec violence une partie du mamelon, qu'il ne tarde pas à excorier ; et la douleur causée par les crevasses, d'où il sort plus de sang que de lait, rend l'allaitement presque impossible J'ai vu souvent de malheureuses mères verser des larmes et se trouver dans un état permanent de crispation pendant tout le temps que l'enfant s'efforçait vainement d'amener du lait, qui, dans ce cas, est devenu comme une espèce de fromage tant il s'est épaissi par un séjour trop prolongé. Il arrive quelque fois que le mamelon, usé par les gerçures, les crevasses et la suppuration, se détache entièrement du sein et vient mettre fin au supplice de la pauvre femme, victime des conseils de sa garde.

Dans les cas où l'enfant, non encore exercé, ne veut ou ne peut pas téter, il est d'usage de recourir à de jeunes chiens pour vider les seins engorgés. Rarement ce moyen, ennuyeux et désagréable, réussit complétement, et, d'ailleurs, on n'a pas toujours sous la main ou à proximité, un petit animal de cette espèce pour venir en aide à l'accouchée. Dans ce cas, je vais faire connaître un excellent moyen pour dissiper promptement de si cruelles souffrances :

c'est la téterelle de Thier (1), mécanisme des plus ingénieux, qui imite très exactement les mouvements de succion de l'enfant, et n'exerce aucune pression sur le mamelon devenu très douloureux par diverses causes. Je regarde l'inventeur de ce précieux instrument comme le bienfaiteur des femmes qui veulent nourrir, et je me ferais un cas de conscience de ne pas indiquer son utile découverte à toutes celles qui en ont un si grand besoin.

Voici encore plusieurs circonstances dans lesquelles la téterelle de Thier est indispensable à toutes les nourrices ; sans doute, celles qui suivront mes instructions s'en passeront facilement, si l'enfant se porte bien et fonctionne convenablement, mais il n'est point exempt de maladies ; de plus, sa bouche, devenue douloureuse, peut l'empêcher de téter ; pour avoir pris trop de lait, il aura quelquefois besoin de faire une légère diète ; enfin, plus gravement affecté, il deviendra souvent hors d'état de saisir le mamelon. Dans ces divers cas, on fait fonctionner l'appareil, on vide à volonté les deux seins qui demeurent dans un état naturel et exempts de toutes douleurs. De cette manière le lait se renouvelle comme si l'enfant tétait, il le retrouvera donc tout prêt et dans les meilleures conditions quand il pourra se pourvoir de nouveau. Mais en attendant ce moment, s'il a besoin de nourriture, tout étant trop faible pour téter, on lui donne quelques cuillerées de lait que l'on tire à la mère et qui sont reçues dans un petit appareil faisant partie de la téterelle.

Indépendamment de ces cas très fréquents, une femme impressionnable, très nerveuse, peut éprouver une forte émotion, un chagrin violent, etc., c'en est assez pour que son lait devienne pernicieux à l'enfant, s'il continue dans ce moment à en faire sa nourriture. En pareille occurrence, il faut donner, pendant un jour à l'enfant du lait de vache, vider plusieurs fois les seins avec la téterelle, et jeter ce lait devenu dangereux.

Les femmes, qui se faisaient un épouvantail de l'allaitement, voient que j'ai tout prévu pour leur faciliter les devoirs de la maternité ; je serai heureux d'éviter aux véritables mères tant de souffrances qui ne sont nullement indispensables. Si elles veulent se laisser guider par mon expérience et sortir de la fausse route que l'on indique

---

(1) M. Thier demeure passage Choiseul, 39.

ordinairement, elles sont certaines de nourrir avec un succès complet.

Il arrive souvent que les femmes en couche souffrent pendant longtemps et ont beaucoup de peine à se tourner dans leur lit et surtout à s'asseoir, par suite du gonflement et de l'irritation qui persistent après l'accouchement... Au lieu d'employer l'eau de guimauve, qui est plus propre à relâcher les tissus qu'à les dégonfler, pour faire cesser ces souffrances en deux ou trois jours, il suffit d'ajouter à l'eau de chaque lotion une ou deux cuillerées à café de teinture d'*arnica*. L'infusion des fleurs de cette plante a les mêmes propriétés; on l'obtient en versant un litre d'eau bouillante sur une poignée de fleurs d'arnica, à vase clos; on passe en exprimant fortement, et l'on ajoute au liquide deux cuillerées à soupe d'eau-de-vie.

CONSEILS

Pour empêcher les seins de se flétrir, et pour conserver, après une couche, leur forme et leur embonpoint primitifs.

Lorsque j'étais très jeune médecin, je fus souvent frappé de la différence que je remarquais dans la poitrine d'une jeune fille grasse et fraîche avant son mariage, et dont la gorge disparaissait entièrement aussitôt qu'elle avait eu un enfant. D'où pouvait venir un tel changement qui ne semblait nullement dans l'ordre naturel? Pour les cas où la jeune femme était tombée dans un état de maigreur général, je pouvais tout attribuer à la maladie ou à n'importe quelle cause débilitante, mais quand l'embonpoint était resté le même partout ailleurs, quand il n'y avait aucune apparence de souffrance, je ne savais plus à quoi m'en prendre.

Une difficulté ne m'a jamais découragé, j'aime à savoir ce que les autres ignorent et, autant que possible, à découvrir la cause des choses; je pris donc la résolution de rechercher l'agent destructeur d'un des plus gracieux ornements de la femme. Trois ans se passèrent sans que je pusse rien découvrir de positif. Promptement, à la vérité, j'avais reconnu plusieurs substances qui, appliquées sur les seins pour dissiper le lait, produisaient en même temps l'atrophie de la glande mammaire, telles que le persil, la ciguë, etc.; mais leur usage, borné à peu de personnes, ne pouvait expliquer un effet si généralement répandu. Je ne perdais point de vue mon sujet, mais toujours la même incertitude venait me mécontenter. Un jour, je me trouvais auprès d'une nouvelle accouchée, alors à son premier enfant; elle s'était servie d'une sage-femme, et m'avait demandé de lui donner mes soins jusqu'à son entier rétablissement. Pendant que je m'entretenais avec elle, sa garde, depuis assez longtemps accroupie devant le foyer, se relève, apportant une grande carde de coton qu'elle venait de chauffer; elle s'apprêtait à en couvrir les seins en très bel état de ma cliente. A cette vue, une inspiration lumineuse m'arrive : « Qu'allez-vous faire là, lui dis-je, je ne vous ai rien ordonné de semblable? — *Monsieur, c'est pour étouffer le lait; ce moyen est très bon, toutes les gardes l'emploient sans que les accoucheurs, qui le prescrivent, y trouvent à redire.* — C'est possible, mais abstenez-vous de cette application, que je crois mauvaise. » J'avais de suite songé aux propriétés incontestables du coton appliqué à nu sur des glandes engorgées pour les résoudre; cette substance, qu'on emploie chez toutes les femmes, toujours dans un même but, n'aurait-elle pas aussi la fàcheuse propriété de faire fondre la gorge, et de déterminer un affreux dépérissement? J'avais rencontré juste ... Cette jeune femme, qui ne mit point de coton, conserva ses seins dans une parfaite intégrité. Ce fait isolé ne me paraissait pas suffisamment concluant, je fis donc bon nombre d'épreuves nouvelles et de contre épreuves; constamment le résultat a été le même : *fonte absolue de la gorge* chez toutes les femmes qui employaient le coton, au contraire, *conservation complète* chez celles qui le repoussaient d'après mes avis. Voilà vingt-sept ans que j'ai fait cette précieuse découverte, je l'ai répandue avec plaisir dans ma clientelle. Cette incontestable vérité a déjà beaucoup parcouru le monde, et cependant, comme encore la plupart des gardes en couche n'ont point renoncé à leur pernicieuse routine, et comme plusieurs traités récents d'accouchement conseillent encore l'application du coton, chez les femmes qui ne nourrissent pas, j'ai voulu insérer ici ce fait important, pour lui donner une grande publicité.

TABLE DES MATIÈRES.

	Pages
Un mot sur l'Homœopathie	
Cause de l'hostilité des Médecins contre l'Homœopathie	
Du choix d'un Médecin	11
De la menstruation, de la grossesse et de la cessation des règles	12
Chute ou descente de matrice, et divers déplacements de cet organe	14
Cause de la négligence des femmes à se faire soigner	18
Hémorrhagie ou perte de sang provenant de la matrice	19
Squirrhe de matrice, engorgement des ovaires, ulcérations, Cancers	20
Affections des seins, glandes, cancers	20
Secrétion trop abondante de la peau, odeur très forte de la sueur et de quelques autres excrétions	22
Une femme de la société doit-elle nourrir ?	23
Conseils pour rendre l'allaitement facile	27
Conseils pour empêcher les seins de se flétrir, et pour conserver, après une couche, leur forme et leur embonpoint primitifs	30

9 782019 271787